PETIT MANUEL

A L'USAGE DES CULTIVATEURS ET ÉLEVEURS

DE BÉTAIL

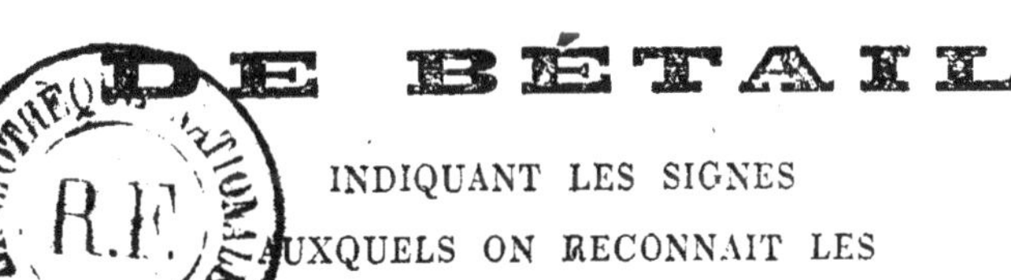

INDIQUANT LES SIGNES
AUXQUELS ON RECONNAIT LES

MALADIES DES ANIMAUX

ET LES MEILLEURS MOYENS DE LES GUÉRIR

Ce livre donne les notions les plus justes sur les principales Maladies, notamment la **Morve** des chevaux, la **Fièvre aphtheuse** ou **Cocotte** des vaches, la **Rage** du chien, etc., etc.

Par le Père BENOIT.

LYON
A L'IMPRIMERIE JEVAIN ET BOURGEON
RUE MERCIÈRE, 92

CHAPITRE I.

Principales maladies du Cheval, de l'Ane et du Mulet.

DES COLIQUES.

Il arrive souvent que les chevaux sont pris de coliques, alors, il grattent du pied, se couchent et se roulent sur le sol en se débattant violemment. Bientôt, le ventre devient volumineux, et les animaux paraissent en quelque sorte *gonflés*; quand on frappe sur le ventre il résonne comme un tambour. Cet état est des plus dangereux, car si on n'y porte promptement remède les chevaux ne tardent pas à être *étouffés*, cela se voit surtout quand ils ont mangé une grande quantité de trèfle ou de luzerne, alors il survient une indigestion. D'autres fois, les coliques apparaissent quand les chevaux boivent avec avidité une grande quantité d'eau froide lorsqu'ils sont échauffés par le travail. Dans l'été cette sorte de colique est fréquente. En hiver si les chevaux boivent de l'eau glacée, de la neige fondue comme je l'ai vu, ils prennent de violentes coliques et meurent en rendant du sang par l'anus ou le fondement.

Il faut donc veiller à ce que les chevaux ne mangent pas, en trop grande quantité, des fourrages verts et principalement de la luzerne, qu'ils aiment beaucoup. S'ils sont tourmentés par la soif il ne faut pas les laisser boire en grande quantité une eau froide ou glacée ; il faut les forcer à s'arrêter quand ils boivent trop vite ; il faut en un mot « *leur couper l'eau.* » On évite ainsi que les chevaux soient atteints de coliques. Malgré tout, si le cas ce présente, il faut aussitôt les *bouchonner*, c'est-à-dire frictionner tout le corps avec une poignée de paille. Ensuite on les promènera, en évitant de les laisser se coucher, se rouler, car quand les chevaux atteints de coliques se roulent tout à leur aise, il arrive que les intestins ou boyaux s'entortillent entr'eux et se nouent, ce qui détermine la mort.

On donnera des lavements avec de l'eau tiède dans laquelle on aura fait fondre du savon blanc. Pour un litre d'eau, il faut à peu près gros comme une noix de savon. Pour que le cheval garde bien le lavement il faut immédiatement après avoir donné celui-ci appliquer sur les reins le manche d'une fourche ou tout autre bâton, sur les extrémités duquel on fait fortement appuyer par deux hommes placés de chaque côté, tout en ayant le soin de promener le bâton tout le long du dos, sur lequel on appuie énergiquement. Néanmoins si le cheval rejette le lavement, c'est mauvais signe. On recommencera de nouveau, on donnera un autre lavement en prenant les mêmes précautions, et il arrive quelquefois qu'en persévérant de la sorte le cheval finit par garder les lavements pendant quelque temps, et quand il les rejette ils sont mêlés de *crottins*, ce qui lui fait grand bien.

Du reste en même temps qu'on donne des lavements il faut appliquer sur le ventre une large couverture qu'on attache sur le dos à l'aide de liens; interposer entre cette couverture et le ventre une bonne brassée de paille; puis, au moyen d'une grosse seringue, semblable à celle qu'on emploie pour donner les lavements, injecter de l'eau bouillante dans la paille, la vapeur qui s'en échappe réchauffe le ventre et facilite la digestion. Ce moyen est excellent et soulage souvent les animaux. On donnera également *un breuvage*. Mais je ne saurais trop recommander d'être très-réservé dans l'emploi du breuvage, car entre les mains des personnes qui ne savent pas préparer les remèdes, il peut être la source d'accidents mortels. Ainsi j'ai vu des chevaux dont *l'estomac et les boyaux étaient brûlés* par des breuvages contenant beaucoup *d'alcali volatil* (*Ammoniaque*) d'autres qui ont été *étouffés* par *l'éther* donné en trop grande quantité. A la campagne, on emploie beaucoup de breuvages contenant toute sorte d'ingrédients plus ou moins *propres*. Celui que je conseille doit être préparé par un pharmacien, il se compose de :

Camphre pulvérisé	7 grammes.
Assa-fœtida pulvérisé.	15 —
Éther sulfurique	5 —
Jaune d'œufs	N° 2.
Infusion de camomille	1 litre.

Faites dissoudre le camphre en l'arrosant de quelques gouttes d'alcool, puis ajoutez l'assa-fœtida pilé finement ; mettez ensuite deux jaunes d'œufs et mélangez bien. Ajoutez l'infusion de tilleul ou camomille et mettez l'éther au moment de vous en servir.

La composition de ce breuvage a été longtemps tenue secrète. En l'employant, j'ai guéri beaucoup de chevaux atteints de coliques et en vous la faisant connaître aujourd'hui je vous rends un service dont vous pourrez, le cas échéant, apprécier toute l'importance. Pour que ce breuvage produise bien ses effets il faut l'administrer *convenablement*; à cette fin on lève fortement la tête du cheval, et, le breuvage étant mis dans une bouteille on le fait avaler par petites gorgées, mais il faut bien avoir le soin de laisser la langue libre, il ne faut pas la saisir avec la main et la tirer dehors de la bouche comme le font beaucoup de gens ignorants, car le breuvage *passerait de travers* et étoufferait l'animal comme je l'ai vu. Et ce que je dis, à ce propos, pour le cheval, s'applique aux autres animaux, à la vache particulièrement, qui est souvent victime de cette manœuvre barbare. Donc quand on fait prendre un breuvage à un animal il faut laisser la langue libre, car elle est indispensable pour que l'animal puisse avaler sans danger.

Si, malgré tous les soins dont je viens de parler, les coliques persistent, c'est qu'alors les chevaux ont l'estomac et plus souvent les boyaux déchirés : ils sont perdus.

Quand les chevaux ont des coliques provenant de ce que, étant au travail, *ils ont manqué leur pissée*, il y a alors rétention d'urine, et pour les débarrasser, il faut mettre *une pincée* de poivre ordinaire sur l'extrémité de la verge. Si ce moyen ne suffit pas, on introduit dans la verge un petit poireau bien graissé d'huile d'olive.

Cette manœuvre ne manque jamais son effet ; les chevaux rejettent de l'urine épaisse, trouble, quelquefois couleur de café à l'eau, et ils sont guéris.

GOURME.

La Gourme est une maladie qui attaque surtout les *poulains* ou *jeunes* chevaux. Elle est accusée par la présence de *tumeurs* ou *grosseurs* qui se montrent sous la *ganache* ou bien en *haut du cou*, au-dessous des oreilles, de chaque côté de la gorge, de plus, les chevaux jettent par le nez une humeur épaisse, jaunâtre ; les yeux pleurent et il se forme quelquefois entre les paupières, une humeur jaunâtre; enfin les animaux sont tristes, ils ne mangent plus.

Cette maladie est *contagieuse*, c'est-à-dire qu'elle peut se communiquer aux chevaux qui habitent avec celui qui a la gourme. La première chose à faire est donc de séparer les bêtes malades de celles qui ne le sont pas.

Quand les chevaux sont affectés de la gourme il faut les soigner de la manière suivante :

On graisse, matin et soir, les grosseurs de la ganache avec du *sain doux* ou *graisse blanche*, afin de les faire mûrir ; on applique ensuite sous la ganache une bonne peau d'agneau qu'on fixe de chaque côté de la tête en arrière des oreilles. On donne pour boisson de l'eau tiède mêlée avec de la farine d'orge, et l'on ajoute chaque soir une *once* de *sel de nitre* pour calmer la fiévre, qui est toujours forte dans cette maladie, au moins tant que les *grosseurs* ou *abcès* de la ganache ne sont pas *mûrs*. Il ne faut pas ouvrir ces *abcès* avant qu'ils soient bien *mûrs*, car si on les perçait trop tôt l'animal pourrait perdre beaucoup de sang, ce qui l'affaiblirait et prolongerait la convalescence. Du reste dans la plupart des cas il n'y a pas d'inconvénient à attendre que ces abcès s'ouvrent tout seuls ; mais quand ils sont très-gros et situés sur le côté du cou près de la gorge, alors, ils peuvent gêner la respiration; dans ce cas les animaux *cornent*, c'est-à-dire qu'ils ronflent fortement en soufflant, et finalement ils peuvent être *étouffés*. Le meilleur pour les soulager, c'est de percer ces abcès le plus tôt possible, mais cette opération est délicate dans cette partie qui renferme de grosses veines ; il faut alors aller chercher un vétérinaire qui se chargera par une opération adroitement pratiquée de faire cesser le ronflement ou cornage.

Lorsque les abcès sont ouverts, il ne faut plus les graisser il suffit de les serrer un peu entre les doigts matin et soir pour faire écouler le pus ou *matière* qu'ils renferment.

Les chevaux atteints de *gourme* seront laissés en repos et tenus proprement dans une écurie chaude mais permettant la libre circulation de l'air. Si on les enferme dans une écurie dont on a bouché et calfeutré la porte ou la fenêtre, la maladie dure plus longtemps parce que les animaux respirent un air impur.

Dans le milieu de la journée, si le temps est beau, on les fera promener au soleil pendant une demi-heure ou une heure, mais seulement quand les abcès ont percé ou bien ont été ouverts.

Quand les chevaux atteints de la gourme jettent par le nez, ce qui arrive souvent, il ne faut pas tout de suite faire disparaître ce jetage, car les chevaux qui ont *bien jeté leur gourme* sont toujours meilleurs et plus robustes que les autres. Toutefois quand les abcès *ont percé* et *donnent* beaucoup, si le jetage n'a pas disparu il faut alors *parfumer* les malades avec de la mauve ou mieux des fleurs de sureau. A cet effet on place une bonne poignée de fleurs de sureau au fond d'un seau de bois ou de fer blanc, cela importe peu, (cependant le premier convient mieux parce qu'il se refroidit moins vite que le second) on jette par dessus deux litres d'eau bouillante puis, on place le seau au fond d'un sac et l'on dispose cet appareil dans la mangeoire à proximité de l'animal On saisit alors l'ouvertvre du sac et l'on engage dedans le bout du nez du cheval. La vapeur aromatique dirigée par le sac, pénètre dans les narines et fait beaucoup de bien au malade. Mais il faut veiller attentivement à ce que le cheval ne plonge pas la tête au fond du seau car il se brûlerait les lèvres, ce qu'il est facile d'éviter quand on est soigneux ; on parfume ainsi le cheval pendant une demi-heure tous les matins. Au bout de trois à quatre jours, le jetage diminue et peu à peu il disparait. Ce moyen, que j'ai souvent employé avec succès, est bon non-seulement pour le jetage de la gourme mais encore pour celui du rhume.

Il n'est pas indispensable de mettre des sétons au poitrail des chevaux atteints de gourme ; ce n'est que quand le jetage du nez a vite disparu, quand les abcès ont peu *donné* ou *suppuré* qu'il peut être utile *d'attirer l'humeur au poitrail* en y appliquant un séton. Toutefois je dois dire que j'ai guéri beaucoup de chevaux de la gourme sans leur mettre de séton et les cultivateurs intelligents qui aiment à bien soigner leur bétail, feront bien de consulter un vétérinaire qui seul est capable de juger, s'il y a nécessité de mettre un séton.

MORVE ET FARCIN.

La morve et le farcin sont les deux plus dangereuses maladies qui puissent attaquer le cheval, l'âne et le mulet.

Le bœuf, la vache, le mouton, la brebis, le bouc, la chèvre, le porc, la truie, ne sont jamais atteints de ces maladies.

Mais, l'homme et plus particulièrement les personnes qui soignent et gardent chez eux des chevaux morveux ou farcineux prennent souvent la *morve* ou le *farcin*, car c'est tout un, et ils en meurent. J'ai vu plusieurs fois, hélas ! des cas de ce genre.

Il faut bien se pénétrer de cette grande vérité que la pratique et que l'expérience nous ont fait connaître, à savoir : *que la morve est une maladie incurable chez l'homme comme chez le cheval et qu'elle fait infailliblement mourir aussi bien l'un que l'autre.*

N'écoutez donc pas ces charlatans, prétendus guérisseurs de morve qui vous exposent en traitant vos chevaux aux plus grands dangers, car encore une fois, non seulement les chevaux se donnent la morve entre eux mais ils la communiquent à l'homme, dont les poumons sont bientôt attaqués par la maladie, qui le conduira fatalement au tombeau.

La morve se reconnaît aux signes suivants. Par les

deux narines et souvent par une seule, la gauche de préférence, s'échappe un *jetage* ou *morve* jaunâtre ou verdâtre, épais et qui colle aux doigts et au pourtour des narines. Sous la ganache, on trouve des *grosseurs* ou *glandes* du volume d'une noix, *bosselées* et *attachées* à l'os. Ces glandes peuvent exister d'un seul ou des deux côtés de la ganache. Si on écarte les narines pour examiner l'intérieur du nez on voit des plaies rougeâtres à bords irréguliers : ce sont des *chancres morveux*. Il y en a quelquefois des milliers, non-seulement dans le nez, mais encore dans le gosier ou la gorge, et les hommes qui sont atteints de la morve en ont de tout semblables dans les mêmes parties.

Le *farcin* est le cousin germain de la morve, a dit un célèbre praticien du siècle dernier, et il avait bien raison, car on voit souvent les chevaux *farcineux* donner la morve aux chevaux sains et réciproquement.

Dans le farcin, comme dans la morve, on rencontre sous la ganache des glandes bosselées attachées à l'os qui suppurent quelquefois ou *donnent de la matière* ; mais non pas de la matière blanche, crêmeuse, comme dans la gourme, mais bien jaunâtre, épaisse, filante comme de l'huile à demi-figée. Quand les glandes ont percé, la plaie qui en résulte s'étend toujours, elle ronge tout autour d'elle et l'on ne peut la guérir. Quand un cheval a le farcin, il présente le plus souvent les jambes de derrière *enflées*, quelquefois une seule. En dedans des jambes et sur le trajet des veines on voit des *tumeurs* ou *grosseurs* arrondies, qui mûrissent peu à peu et percent d'elles-mêmes si on ne les ouvre pas avant ; elles donnent une mauvaise matière *jaune* et filante, et à leur place il se forme des plaies rougeâtres ou *ulcères farcineux*, qui ne guérissent pas.

Bien des gens vous disent qu'ils ont un *remède* pour guérir le farcin, n'en croyez rien. J'ai toujours vu ces sortes de traitements aboutir à mal. Les chevaux farcineux que l'on traite finissent par donner la morve à d'autres chevaux, et, en fin de compte, on est obligé, par l'autorité ou autrement, d'abattre les uns et les autres après avoir dépensé beaucoup d'argent et perdu beaucoup de temps. Bienheureux encore si l'on ne prend pas soi-même la maladie.

En résumé, quand on a un cheval morveux ou farcineux, le plus sage est de le livrer à l'équarrisseur, ou bien si l'on habite une localité où il n'y a pas d'équarrisseur, il faut tuer l'animal et l'enterrer.

Cela fait, il faut avoir le soin de nettoyer exactement la place du cheval abattu. On se servira pour cela d'une bonne lessive de cendres. La mangeoire, le râtelier seront appropriés à fond et s'ils ont peu de valeur, s'ils sont usés, le mieux est de les changer. Les harnais qui ont servi à un cheval farcineux, surtout quand il existait de grandes plaies, doivent être changés ; ceux qui auront été employés pour un cheval morveux peuvent à la rigeur être conservés, s'ils sont neufs, mais à la condition de les bien nettoyer. Le mors de la bride devra être passé au feu.

Remarquez maintenant que le nombre des chevaux morveux et farcineux est bien moins considérable aujourd'hui qu'autrefois parce que, quand la maladie est déclarée, les propriétaires intelligents, instruits par l'expérience, n'hésitent pas à faire abattre les animaux malades au lieu de dépenser de l'argent en pure perte pour chercher à les guérir.

GALE.

Une des maladies les plus fréquentes qu'on remarque chez le cheval c'est la *gale*.

Cette maladie s'annonce par de vives démangeaisons qui portent le cheval à se frotter la queue, la crinière contre tous les corps qui sont à sa portée. C'est principalement la nuit et pendant les chaleurs que le cheval se frotte, avec le plus de violence, et à tel point qu'il arrache ses crins et s'écorche. Quand le mal existe aux jambes, ce qui n'est pas rare, le cheval tape du pied, se frotte les membres les uns contres les autres ; il s'écorche et il en résulte des plaies qui, pendant l'été, irritées par les mouches, s'agrandissent bien vite et font beaucoup souffrir les chevaux.

Cette vive démangeaison est due à la présence de

milliers de petits animalcules ou parasites qui vivent dans l'épaisseur de la peau et se nourrissent aux dépens des matières qu'elle renferme. La nature a muni ces petits animalcules de crochets et d'aiguillons à l'aide desquels ils incisent ou piquent la peau pour y trouver leur nourriture.

Pour guérir la gale, il faut donc tuer ces petites *bêtes.*

A cet effet, on coupe exactement les poils sur les parties affectées de démangeaisons, on les lave avec du savon noir et de l'eau tiède, puis on se munit d'une forte brosse de chiendent et l'on frotte tout de suite et vigoureusement les parties malades, jusqu'à ce qu'elles deviennent saignantes. De cette manière on met à découvert les animalcules et les remèdes qu'on va appliquer pourront les détruire. Donc, les parties atteintes de gale étant bien lavées et bien frictionnées jusqu'au sang, on les graisse avec une pommade composée de :

Soufre sublimé	100 grammes.
Carbonate de potasse	50 —
Axonge ou saindoux	400 —

On fait fondre le carbonate de potasse dans un peu d'eau, on ajoute le soufre et on mêle à l'axonge en remuant bien le tout.

Voici la composition d'une autre pommade très-bonne aussi pour la gale :

Goudron	100 grammes.
Axonge	60 —

Mêlez, en remuant bien.

On peut aussi employer les remèdes suivants :

Fleur de soufre	100 grammes.
Chaux vive	200 —
Eau de fontaine	1 litre.

Faites bouillir pendant une heure et, après refroidissement, soutirez dans des bouteilles bien fermées. Le litre de ce remède revient à 20 centimes, il remplace avantageusement les pommades dont j'ai donné la composition ci-dessus.

Voici encore un autre remède pour guérir la gale :

Essence de térébenthine.	70 grammes.
Huile de cade.	30 —
Soufre sublimé	30 —
Tabac à priser	15 —

Mêlez le tout.

Ce remède est plus cher que le précédent, mais, quand il est bien appliqué, il guérit toute espèce de gale.

Je pourrais bien indiquer un grand nombre de remèdes pour guérir la gale, mais j'aime mieux m'en tenir à ceux dont je viens de parler, qui sont les meilleurs et qui m'ont réussi bien souvent. Et puis, il faut bien savoir que ce n'est pas seulement le remède qui guérit la gale, mais encore et surtout, la manière de l'employer. Il faut rappeler à ce propos que pour découvrir les animalcules qui vivent dans l'épaisseur de la peau, et qui occasionnent la gale, il faut tout d'abord bien laver et bien frotter la peau, sans cela le remède n'arrive pas sur l'animalcule et l'animal n'est pas guéri. Il est bien rare qu'une seule friction avec application de ce remède puisse guérir un cheval galeux ; habituellement il faut en faire trois, quatre et quelquefois six, rarement plus.

Quand un cheval a été guéri de la gale, il faut le tenir bien proprement et éviter de le mettre à côté d'autres chevaux atteints de cette maladie, car la gale est contagieuse. Il faudra aussi nettoyer bien à fond les harnais et les objets de pansage qui ont servi au galeux, sans cela on s'expose à voir la maladie reparaître.

Il est à remarquer que les chevaux qui sont tenus proprement, qui sont bien nourris et bien pansés, ne sont pas atteints de la gale, tandis que ceux qui appartiennent à des propriétaires avares ou négligents deviennent souvent galeux. Je dirai encore que les chevaux qui sont logés dans des écuries où les poules vont et viennent et où elles couchent, prennent une espèce de gale que les poules leur communiquent. Si l'on tient à avoir un cheval propre on ne laissera donc pas les poules dans l'écurie.

A propos de gale il est encore une chose qu'il faut bien savoir, c'est que la gale du cheval se communique à l'homme. On doit donc s'appliquer à guérir un cheval galeux en employant les moyens que j'ai indiqués et qui réussissent toujours bien si l'on ne veut pas que ce cheval donne la gale à son conducteur comme cela s'est vu plus d'une fois.

FEUX OU DÉMANGEAISONS.

Pendant l'été, lorsque les chevaux sont nourris avec de la luzerne ou du trèfle, ils souffrent souvent, surtout la nuit, de vives démangeaisons, qui ne leur laissent aucun moment de repos. Quand les chaleurs ont passé et que l'automne arrive, ces démangeaisons diminuent et disparaissent en hiver, pour se montrer ensuite au printemps et surtout en été et ainsi de suite toutes les années, à tel point que cette maladie devient une véritable infirmité. Mais un cultivateur soigneux, qui aime son cheval, ne laissera jamais arriver les choses à ce point, d'autant plus que pour guérir cette maladie, cela n'est pas très-difficile, comme on va le voir.

Remarquons d'abord que les feux ou démangeaisons surviennent en *été* c'est-à-dire pendant la *saison des mouches* et des grandes *chaleurs*. Or les piqûres de *mouches* incommodent les chevaux à tel point qu'ils se mordent, frappent du pied, ces piqûres irritent donc la peau et déterminent quelquefois des grosseurs du volume d'une noisette et même d'une noix. D'un autre côté pendant l'été, les chevaux transpirent beaucoup et la poussière des routes irrite la peau; de plus comme ils sont nourris avec des *fourages nouveaux*, le sang se porte à la peau et y occasionne des démangeaisons. Ce n'est pas tout, si l'on n'a pas le soin de bouchonner les chevaux quand ils rentrent à l'écurie, au retour d'un travail pénible sous un soleil ardent et sur une route poussiéreuse et qu'ils sont couverts de sueur, si on a pas le soin, dis-je, de les bouchonner d'abord et de les étriller lorsqu'ils sont secs, la poussière forme entre les poils une sorte de croûte ou de mastic qui irrite la peau et détermine la démangeaison. Donc pendant l'été plus qu'en toute autre saison, il faut étriller les chevaux tous les jours. C'est parce qu'on néglige cette précaution qu'on voit dans certaines localités un grand nombre de chevaux atteints de démangeaisons et dont la malpropreté indique assez qu'ils appartiennent à des propriétaires peu soucieux de leurs intérêts. Sachez-le bien, un cheval tenu proprement n'a jamais de démangeaisons. Il y a beaucoup de cultivateurs qui ont l'habitude de faire saigner leurs chevaux ou de leur faire mettre un séton pour les guérir de ces démangeaisons. Je dirai tout de suite que je blâme l'emploi des sétons en été. Le séton attire les mouches malgré toutes les précautions qu'on peut prendre, et ainsi, loin de calmer les démangeaisons il les augmente. La saignée peut être bonne quand elle est faite à la queue, dont on coupe *un nœud* ou *deux* suivant sa longeur, mais au cou, elle peut être suivie d'accidents graves et même mortels. C'est le vétérinaire qui décidera dans quelle région il convient de saigner un cheval atteint de démangeaisons. On évitera ainsi des accidents.

Pour soutenir l'action de la saignée, rafraîchir le sang, il sera bon de donner chaque matin au cheval à jeûn, *une* ou *deux* onces de *sel de nitre*. Ce moyen, continué pendant trois jours, fait uriner le cheval et diminue la transpiration de telle sorte que l'irritation de la peau est ainsi calmée.

En même temps qu'on emploie ce remède, il sera bon de graisser quelques parties du corps avec de l'huile de cade dont l'odeur éloignera les mouches. Quand les chevaux rentrent à l'écurie on les frictionnera avec de l'eau vinaigrée qui est très-rafraîchissante.

Ces simples moyens suffisent parfaitement pour guérir les feux ou démangeaisons.

DES BLESSURES PAR LE COLLIER.

Un collier mal ajusté sur les épaules d'un cheval le blesse, et cela à tel point qu'au bout de peu de temps on ne peut plus le faire travailler. — Il faut donc que le collier ne soit ni trop grand ni trop étroit surtout, car, dans ce dernier cas, outre qu'il gêne la respiration, il produit à coup sûr des blessures.

Pendant les temps pluvieux les blessures du collier sont plus fréquentes qu'à tout autre moment de l'année, parce que par l'effet de la pluie, les mamelles du collier se gonflent, et le collier devient en quelque sorte trop étroit; il appuie outre mesure sur la peau et l'entame.

La première chose à faire quand on aperçoit qu'un collier blesse un cheval, c'est de *faire creuser* ce harnais dans le point où existe la blessure; si on néglige cette précaution, la blessure s'étendra de plus en plus, et il faudra forcément laisser le cheval en repos.

La blessure du collier consiste quelquefois dans une grosseur du volume du poing qui se montre au bas des épaules. Ce genre de blessure est des plus mauvais, en ce sens que la guérison est longue. — Pour la guérir, on emploie un remède qui se trouve chez les vétérinaires et chez la plupart des pharmaciens, et qu'on appelle *onguent vésicatoire vétérinaire.* — On graisse une fois ou deux avec cet onguent la grosseur dont il vient d'être parlé. — Cet onguent fait mûrir la grosseur, qui devient ainsi un abcès. Il est bon alors de prendre l'avis d'un vétérinaire qui ouvrira l'abcès quand il le jugera convenable, et le cheval sera guéri plus rapidement. — Dans quelques cas, l'onguent vésicatoire fait disparaître la grosseur sans qu'il soit nécessaire d'avoir recours à une opération.

Quand les blessures du collier consistent dans des plaies, il faut d'abord les laver avec de l'eau salée, puis les recouvrir d'un remède fait avec *une once* de charbon de bois pilé, *une once* de cendres de bois, *deux à trois cuillerées à café* d'huile de noix.

En employant ce remède pendant quelques jours, les blessures produites par l'appui du collier se cicatrisent bien.

BLESSURES DES GENOUX ET COUPS DE PIED.

Quand un cheval en s'abattant sous le poids de son cavalier ou de la charge à laquelle il est attelé, se fait une plaie aux genoux, on dit qu'il s'est *couronné.* — Si la plaie est profonde le poil ne revient jamais, et la valeur du cheval est diminuée, parce que l'acheteur pense avec raison, que le cheval a de mauvais membres de devant. — On a beaucoup vanté certains remèdes auxquels on attribuait la vertu de faire repousser le poil. J'engage les cultivateurs à se méfier de ces remèdes qu'on leur vend quelquefois fort cher, en abusant de leur crédulité, et qu'ils pourraient remplacer avantageusement par de simples moyens à la portée de tout le monde. — Ainsi j'ai souvent employé, à la campagne, pour guérir les plaies des genoux, de l'eau bien salée. — Après avoir lavé les plaies avec de l'eau salée, on les recouvre avec de la poudre de charbon de bois et du sel de cuisine pilé fin, et mélangé à parties égales. — Quelques cochers et charretiers préparent le remède suivant pour les chevaux *couronnés :* Ils font brûler un vieux soulier, ce qui ne sent pas bon, je vous l'assure; ils recueillent la cendre et la mêlent avec un peu de charbon de bois, puis ils ajoutent quantité suffisante d'huile épurée de manière à faire une pommade avec laquelle matin et soir ils graissent les plaies des genoux. — Ce remède est bon, mais sa préparation est incommode. A cause de cela, on peut le remplacer par celui que j'ai indiqué pour les plaies produites par le collier.

Lorsque les chevaux reçoivent des coups de pied, il faut appliquer sur les plaies qui en résultent une bonne couche d'*onguent vésicatoire vétérinaire*, dont il a été parlé pour la blessure du collier. — Je recommande cet onguent, car, pour le cheval, c'est un remède souverain contre les coups de pied. — Si l'on a pas cet onguent sous la main, alors il faut laver la plaie pendant une demi-heure avec de l'eau fraîche ou de l'eau salée. — Si la plaie est large, on la pansera avec du vin *sucré* ou bien avec un mélange à parties égales d'huile et de vin, qui constitue le *baume* du *Samaritain*. — Si les chairs se boursouflaient au-dessus de la peau, alors il faudrait les cautériser ou les ronger en les saupoudrant chaque matin avec une pincée d'*alun calciné*. — On trouve l'*alun calciné* chez les pharmaciens.

CHAPITRE II.

Quelques maladies du Bœuf, de la Vache et du Mouton.

DE L'INDIGESTION OU MÉTÉORISATION.

Le bœuf, la vache ou le mouton peuvent être atteints d'indigestion. — Cette maladie apparaît assez souvent aux pâturages. — Ainsi quand ces animaux sont conduits dans un champ de trèfle ou de luzerne, surtout quand ces plantes sont encore mouillées par la rosée, on voit tout-à-coup le ventre se gonfler, et en quelques minutes il prend des proportions énormes. — Les animaux paraissent soufflés ; on dit à la campagne « qu'ils ont tubé. » Si on ne se hâte de porter remède à ce malaise, les animaux sont bien vite *étouffés*. Le moyen le plus rapide et en même temps le plus sûr, consiste à donner issue aux gaz ou aux *vents* qui se sont formés dans la panse. — Pour cela il faut *percer le flanc*. — Cette opération peut être faite par un bouvier ou par un berger intelligent. — On se sert à cet effet, à défaut d'autre outil, d'un couteau bien aiguisé qu'on enfonce bien d'aplomb au milieu du *flanc gauche*, et en haut. Si on enfonçait le couteau en avant du flanc, — entre les côtes, — on pourrait percer la poitrine, ce qui déterminerait la mort. Aussitôt qu'on retire le couteau, les vents s'échappent en sifflant avec force. Pour faciliter leur échappement, on introduit dans la plaie faite par le couteau un petit morceau de bois de sureau, dont on a enlevé la moëlle, de manière à faire un cylindre creux ou tube. A l'aide d'une ficelle, passée autour du ventre, on fixe ce tube dans la plaie et on l'y laisse pendant un ou deux jours. Les vents continuent à s'échapper, et l'animal qui était sur le point de mourir est en quelque sorte ressuscité. — Toutefois, pour bien percer le flanc, il vaut mieux se servir de l'instrument qu'on nomme *trocart*, ou *trois quarts*, au lieu d'employer un couteau. — Pour se servir de cet outil, on pique d'abord la peau du flanc gauche avec un petit canif ou la pointe d'un couteau; dans la piqûre qu'on vient de faire on place la pointe du trois quarts; alors, avec la paume de la main droite, on frappe un coup brusque sur le manche de l'outil, qui pénètre ainsi dans le flanc. — On retire le poinçon, et aussitôt les vents s'échappent avec force par la canule. — L'animal est immédiatement soulagé. — Quand les vents ne s'échappent plus par la plaie du flanc, quand cette plaie ne *souffle plus*, alors on retire la canule, et on lave la plaie avec du vin sucré ou du baume Samaritain, et peu à peu elle se cicatrise.

J'ai parlé tout d'abord de cette opération, car, encore une fois, c'est le meilleur et le plus sûr des moyens de guérir une bête bovine ou un mouton, qui sont gonflés par une indigestion de trèfle ou de luzerne.

Cependant, lorsque les animaux gonflent peu à peu et ne paraissent pas sur le point d'étouffer, on peut employer d'autres moyens.

Ainsi on place quelquefois dans la bouche un lien de paille qu'on lie derrière les cornes. — Ce lien de paille, force les animaux à mâcher, et ils peuvent ainsi rendre des vents par la bouche surtout si on leur frotte vigoureusement le ventre avec un bouchon de paille.

D'autrefois on introduit dans la bouche une baguette d'osier qu'on pousse dans le gosier et jusque dans la panse, pour faciliter l'échappement des vents; mais il faut agir avec ménagement, sans cela on peut déterminer des accidents très-graves et même mortels. — Je préfère à ce moyen l'emploi du remède suivant : On fait fondre une once de sel de nitre dans un demi-verre à boire d'eau-de-vie; on mélange le tout avec un litre d'infusion de camomille ou d'absinthe, et on fait avaler par petites gorgées à l'animal.

Il y a bien d'autres remèdes, mais je ne veux parler que des meilleurs, c'est-à-dire de ceux qui réussissent le mieux et qu'on peut faire chez soi, sans le secours du pharmacien. — Parmi eux, je citerai les suivants : Mêlez un dé de bonne poudre de chasse avec un demi-litre de lait, et faites prendre au malade. Ce moyen est bon pour une indigestion simple. — En voici un autre : Faites fondre une poignée de sel de cuisine dans un litre d'infusion de mélisse sauvage, et faites avaler à l'animal. — Si ce remède ne réussit pas, employez celui-ci : Prenez deux cueillerées à soupe de *lissieux*, que vous mélangerez avec un litre d'infusion de tilleul, et faites avaler par petites gorgées. — On a recommandé aussi l'éther et l'alcali volatil (ammoniaque), mais ces remèdes sont dangereux, et si les animaux viennent à mourir, leur viande sent ces remèdes, ce qui est un grave inconvénient pour la consommation.

FIÈVRE APHTHEUSE, DITE COCOTTE OU SURLANGUE.

Dans certaines années, on voit les bœufs et les vaches d'une ferme, prendre une maladie qui s'annonce par de petites *gonfles* ou vésicules qui se forment dans la bouche, sur la langue et entre les onglons. — Les bêtes malades ne mangent plus ou mangent peu ; elles perdent leur lait et maigrissent. La bouche se remplit d'écume ou de bave qui s'écoule de chaque côté en longues mèches. — Les bêtes boitent et quelquefois ne peuvent plus marcher. — Elles souffrent beaucoup, et, parfois, les veaux en meurent.

Cette maladie est très-contagieuse ; elle se communique facilement d'une bête à l'autre. — Le lait est mauvais, il tourne à l'aigre, et il peut donner la maladie à l'homme, surtout aux enfants qui en font usage.

Elle dure douze à quinze jours ; toutefois, quand les pieds sont pris, elle peut durer jusqu'à un mois et plus. — J'ai vu même, dans de fortes épidémies, les onglons se détacher et tomber. Il fallait alors vendre les bêtes pour la boucherie.

Pour guérir cette maladie, il faut gargariser la bouche des bêtes malades avec de la tisane d'orge vinaigrée et miellée. On se sert pour cela d'une grosse seringue, ou bien à défaut de cet instrument, d'un tampon de vieux linge attaché à l'extrémité d'un bâton. On le trempe dans la tisane d'orge vinaigrée et miellée, et l'on badigeonne ou l'on barbouille cinq à six fois par jour l'intérieur de la bouche. — Pour faire la tisane, on fait bouillir pendant une demi-heure deux poignées d'orge en paille dans cinq litres d'eau ; on ajoute un litre de bon vinaigre (blanc ou rouge, cela ne fait rien) et une livre de *miel* commun; on remue le tout, et on emploie pour l'usage. Pour panser les pieds, on fait fondre une livre de vitriol bleu (sulfate de cuivre) dans six litres d'eau; puis on met les pieds malades dans de petits sacs ou sachets contenant de la sciure de bois ou du son, que l'on arrose, matin et soir, avec l'eau bleue produite par la dissolution du vitriol bleu. Ce moyen est excellent; en peu de jours les animaux sont guéris et les onglons ne tombent pas.

J'ai dit et je répète, — car cela est très-important pour l'éleveur de bétail, — que la maladie est très-contagieuse, c'est-à-dire qu'elle se prend avec la plus grande facilité. Donc, quand on achètera un bœuf ou une vache, il faudra bien s'assurer s'il ne vient pas d'un pays où règne la maladie, car s'il en était ainsi, on risquerait de l'introduire dans son étable.

INFLAMMATION DES MAMELLES OU DU PIS.

Quand les vaches viennent de mettre bas ou de *véler*, et qu'elles sont exposées à des courants d'air, les mamelles se gonflent, se durcissent, et ne donnent que peu de lait, quelquefois point du tout. — Si on ne se hâte de porter remède à cet état, le mal fait des progrès, et le lait se corrompt. — Un bon moyen pour guérir cette maladie consiste à parfumer les mamelles au moyen de graines de genièvre qu'on brûle dans une bassinoire ou chauffe-lit contenant des charbons ardents. On dispose cet appareil sous les mamelles, et, grâce au long manche dont il est muni, on peut le manœuvrer commodément sans aucun danger. — On graisse ensuite les mamelles avec de l'huile ou de la pommade de laurier. — On peut aussi se servir d'onguent d'*althæa*, qui est composé de :

Huile de fenugrec.	1,000 gr.
Cire jaune.	240
Poix résine	120
Térébenthine	120

Ou bien encore d'*onguent populeum*, formé par :

Bourgeons de peuplier.	575 gr.
Feuilles fraîches de pavot.	250
— de jusquiame	250

Feuilles fraîches de belladone.	250
— de morelle	250
Axonge.	2,000

Écrasez les feuilles dans un mortier et faites-les cuire avec la graisse ; ajoutez les bourgeons de peuplier, laissez infuser pendant quelques heures et passez dans un linge. — Cette pommade est adoucissante et calmante. — On la trouve toute préparée dans les bonnes pharmacies.

CACHEXIE AQUEUSE OU POURRITURE DU MOUTON.

Lorsqu'on fait paître les moutons dans des prés humides ou marécageux, ils deviennent mous, et il se forme bientôt sous la ganache une tumeur ou grosseur mollasse qu'on appelle *bouteille*. On dit que les moutons prennent la *bouteille* quand ils ont la *cachexie* ou *pourriture*. — Dans cet état, leur ventre grossit, ils deviennent hydropiques et meurent de dépérissement. En les ouvrant, on trouve le foie rempli d'animalcules et plus ou moins pourri. — Quelquefois toutes les bêtes d'un troupeau présentent cette maladie, mais à des degrés divers.

Il est bien difficile de guérir cette maladie, si on ne fait changer les moutons de pâturages. — La première chose à faire est donc, quand cela est possible, de les mener paître dans d'autres prés que ceux où ils ont pris la maladie. — Si les conditions dans lesquelles on se trouve ne permettent pas ce changement, on ne mettra les moutons en champ que vers le milieu du jour, alors que le soleil a dissipé la rosée. On leur donnera à la bergerie des galettes faites avec de la farine de lupin fortement salée ; et pour boisson, de l'eau dans laquelle on aura fait fondre du sel de cuisine dans la proportion de dix grammes par mouton, ou de la couperose verte (sulfate de fer) dans la proportion d'un gramme par mouton. — On a dit aussi qu'on arrêtait la maladie en faisant manger aux moutons de l'écorce d'osier. Mais je n'hésite pas à dire, parce que j'ai souvent vu des moutons malades de la pourriture, que ce qu'il y a de mieux à faire, c'est de vendre au boucher les bêtes malades, de changer les autres de pâturages; et si on ne le peut, de drainer les prés humides pour les égoutter et les dessécher. — Cela vaut mieux que tous les remèdes qui, le plus souvent, leurrent les éleveurs de moutons.

PIÉTIN DU MOUTON OU MAL DE PIEDS.

Cette maladie s'annonce par une boiterie qui indique, suivant qu'elle est plus ou moins forte, le plus ou moins de violence du mal. — Les moutons ne meurent pas de cette maladie, mais ils en souffrent beaucoup, ce qui diminue la quantité de lait et empêche l'engraissement.

Quand on lève les pieds des moutons on voit que la corne des onglons est détachée en partie par une *matière* grisâtre et puante. — Si l'on n'y porte remède, cette matière peut pourrir tout le pied.

Si le mal paraît dangereux, le mieux est de consulter un vétérinaire qui indiquera la manière de le panser avec un onguent approprié.

Mais, quand le mal est pris à temps, on peut l'arrêter et le guérir sans être obligé de panser les animaux les uns après les autres. Voici comment : on dispose devant l'étable de petites auges ou baquets en bois, on met dans ces auges de la chaux vive qu'on délaie dans de l'eau, de manière à faire une bouillie épaisse ou lait de chaux. On pourrait aussi employer du vitriol bleu dans la proportion de trente grammes pour un litre d'eau. — Ce moyen est très-bon. — Les moutons, en sortant de la bergerie, sont forcés de tremper leurs pieds dans le lait de chaux ou dans la solution de vitriol bleu; ils se pansent en quelque sorte d'eux-mêmes, et quand le mal est peu avancé, ces remèdes réussissent bien.

GALE DU MOUTON.

Le mouton atteint de gale se frotte et se gratte; par moment il mordille et arrache sa laine. — Quand la maladie est ancienne et qu'elle a envahi tout le corps, le mouton n'a pas un instant de repos; aussi ne tarde-t-il pas à maigrir. — La gale du mouton se communique avec la plus grande facilité d'un mouton à l'autre, mais elle ne se donne pas aux autres animaux ni à l'homme.

Il importe de la guérir, sans cela les moutons dépérissent, ils deviennent hydropiques et meurent.

Beaucoup de remèdes ont été conseillés pour guérir les moutons galeux; quelques personnes disent avoir un secret pour cela. — Afin de rendre service aux éleveurs de moutons, je vais faire connaître des remèdes qui ont fait plusieurs fois leurs preuves, et j'ai la certitude qu'en les employant comme je vais le dire, on guérira toujours et radicalement les moutons galeux.

L'un de ces remèdes consiste dans l'emploi du jus de tabac qu'on trouve en abondance dans les manufactures de tabac. Pour s'en servir, on le délaie dans dix parties d'eau, et on lave les parties atteintes de gale avec ce mélange. A cet effet on écarte la laine, et à l'aide d'une lame en bois on râcle les croûtes; on met ainsi à découvert l'animalcule qui détermine la gale. Alors on lave, on lotionne bien ces parties avec le jus de tabac, délayé dans l'eau comme il a été dit. — Mais on ne se trouve pas toujours placé au voisinage d'une manufacture de tabac, et s'il fallait préparer du jus ou *extrait* en achetant du tabac à fumer, le moyen serait trop coûteux, surtout si l'on avait un troupeau composé de quatre-vingts, cent, et même deux cents moutons. — Dans ce cas, ce qu'il y a de mieux, c'est de faire prendre aux moutons galeux un bain dans la solution suivante :

Acide arsénieux ou arsenic blanc. . .	1 kil.
Protosulfate de fer	10 kil.
Péroxyde de fer.	0 kil. 400 gr.
Poudre de gentiane	0 kil. 200 gr.
Eau.	100 litres.

L'emploi de la gentiane a pour but de communiquer une saveur amère au liquide et de prévenir les empoisonnements.

Pour préparer le bain, on mélange ensemble toutes les matières indiquées ci-dessus; on les fait bouillir pendant dix minutes dans une chaudière en fonte, et l'on verse le tout dans un cuvier. — Quand le bain s'est refroidi et qu'il n'est plus que tiède, on y plonge entièrement le mouton, la tête exceptée, et on l'y maintient pendant deux minutes.

Mais avant de faire baigner ainsi les moutons, il faut avoir le soin de bien les nettoyer avec de l'eau et du savon, et les bouchonner vigoureusement. — Si on ne prenait pas cette précaution, le remède que j'ai indiqué n'agirait pas. Il faut donc de toute nécessité bien laver les moutons avant de les baigner dans le remède. — Quand les moutons sortent du bain, il faut immédiatement les brosser et les sécher à fond ; puis, si le temps est chaud et sec, on les laissera dehors pendant quelques heures dont on profitera pour nettoyer la bergerie. Dans le cas contraire, il faudra placer les moutons galeux sous un hangar et ne les rentrer dans leur bergerie que quand celle-ci aura été bien nettoyée. — Si l'on négligeait cette précaution, tout serait bientôt à recommencer, car, comme je l'ai dit, la gale se communique facilement d'un mouton à l'autre.

Quand le remède a été bien fait, dans quelques jours es moutons ne se grattent plus ; ils sont guéris.

CHAPITRE III.

De certaines maladies du Porc.

DE L'ANGINE OU ESQUINANCIE.

Les petits porcs ou porcelets prennent souvent pendant l'été une maladie de la gorge qui peut les étouffer rapidement si l'on y prend garde. — On voit tout-à-coup les porcelets rester couchés ; si on leur ouvre la gueule, on sent un mauvaise odeur et l'on voit sur la langue une petite peau blanchâtre qui s'enlève aisément quand on en gratte la surface. — Puis, ces animaux sont essoufflés, la gorge est enflée, et quand on la serre entre les doigts on détermine de la douleur.

Pour guérir cette maladie, il faut barbouiller l'intéur de la bouche avec un mélange de bon vinaigre et eau à parties égales. — En même temps on fend les oreilles pour pratiquer une bonne saignée. — Puis on donne à l'intérieur trois à quatre grains (15 à

20 [illegible], [illegible] des glaires blanches, ce qui les soulage immédiatement. — Pour boisson on donnera aux porcs de l'eau acidulée, dans laquelle on mettra cinq grammes de *crême de tartre*, pour chaque animal. — Si malgré ces remèdes. la gorge enfle de plus en plus, si les porcs sont de plus en plus essoufflés, le mieux est de les saigner immédiatement et de les manger, ou bien de les saler pour l'usage.

DU CHARBON, ENCORE APPELÉ SOIE OU SOYON.

Cette maladie se voit assez souvent sur les porcs pendant les fortes chaleurs de l'été. — Tout-à-coup les porcs perdent l'appétit, la langue se gonfle et pend quelquefois hors de la gueule; les *soies* se hérissent, et l'on voit çà et là sur diverses parties du corps, des taches *rouges* qui s'agrandissent rapidement; quelquefois même la peau tombe par places, elle est devenue *noire* comme un charbon — Cette maladie est des plus dangereuses. — La première chose à faire, dès qu'on s'aperçoit du mal, dès qu'on voit se former des taches rouges sur la peau, c'est d'arroser vivement le corps avec de l'eau fraîche. — Ce moyen peut arrêter les progrès du mal. — On frictionne ensuite fortement la surface du corps avec un mélange à parties égales d'eau et d'alcali (ammoniaque). — On fait avaler aux malades un mélange d'eau et de vinaigre à parties égales. — Un bon moyen consiste à faire prendre aux porcs un litre de tisane de petite centaurée, dans lequel on ajoute un à deux grammes d'acide phénique. — Ce remède est nouveau ; je l'ai employé dans ce cas avec beaucoup de succès.

Le charbon du porc se communique d'un animal à l'autre; il importe donc de séparer les animaux malades de ceux qui se portent bien.

DE LA LADRERIE, OU MALADIE QUI FAIT DIRE QUE LES COCHONS SONT GRENÉS.

Cette maladie s'annonce par la présence de *petits grains blancs* qui existent sous la langue et de chaque côté. Pour voir ces *grains,* il faut coucher le porc par terre, lui tenir les pattes, et avec un fort bâton lui écarter les mâchoires. — Quand on achète un porc, il faut toujours le faire *lenguer* ou *langueyer* par les gens compétents qui sauront reconnaître s'il est propre. — La science nous a appris que quand les porcs ont des grains sous la langue, quand ils sont *grenés*, leur corps est rempli de petits vers ronds, et quand on mange la viande de ces porcs grenés, on prend le *ver solitaire*. — Il y a beaucoup de porcs ladres ou grenés. On a même remarqué qu'ils s'engraissent bien. — Dans quelques cas, la langue n'a point de *grains*, et cependant il y en a beaucoup dans le corps. — Néanmoins l'acheteur est obligé de garder l'animal dont il a fait emplette, car la loi n'admet pas ce cas parmi les vices rédhibitoires, attendu que le mal ne pouvant quelquefois être reconnu que quand les porcs sont ouverts, un acheteur de mauvaise foi pourrait tromper le vendeur en substituant la dépouille d'un porc malade à celle du porc qu'il avait acheté, et qu'il a pu vendre.

On peut manger la viande des porcs *grenés* en ayant le soin de la faire bien cuire, afin de tuer les vers qu'elle renferme, sans cela on prendrait le ver solitaire. — Il ne faut pas en faire des *jambons fumés* ni des *saucisses* crues.

Autrefois on ne savait pas au juste comment cette maladie se déclare. On a dit qu'elle était héréditaire, c'est-à-dire qu'elle se communiquait des pères et mères des petits, mais cela n'est pas prouvé.

On avait cru remarquer autrefois que les porcs qu'on menait à la *glandée*, c'est-à-dire en champ dans les bois de chêne, en étaient plus souvent atteints que les autres. — Cette remarque n'a pas grande valeur. — On disait aussi que les porcs mal nourris ou logés dans des porcheries humides prenaient plus souvent la maladie que d'autres. Cela peut être vrai. Mais la cause certaine, la cause unique de cette maladie est la suivante. — Quand l'homme est atteint du ver solitaire, il rejette avec ses excréments solides des portions de ce ver. Or, les porcs passant par là, poussés par leur voracité naturelle, mangent parfois ces excréments et avalent ainsi des vers qui se transforment dans leur corps et produisent les grains qui caractérisent la maladie. — Ensuite, ils se communiquent la maladie entre eux, et peuvent plus tard la rendre à l'homme de qui ils la tiennent. — Ceci n'est pas de la fantaisie, mais bien le résultat de nombreuses expériences faites par des médecins et des vétérinaires très-instruits.

Quand des porcs sont *grenés*, le mieux est de les vendre et de veiller à ce que leurs camarades ne mangent pas leurs excréments. — Il faut veiller aussi à ce que les porcs ne fréquentent pas des endroits où se trouvent des excréments humains.

Il n'y a pas de remèdes pour guérir la ladrerie; il ne faut donc pas écouter les gens qui veulent guérir les cochons grenés, car ils vous feraient dépenser de l'argent en pure perte. — Croyez-moi.

DE LA TRICHINE.

Depuis quelques années on parle beaucoup d'une maladie du porc qu'on appelle la *trichine* ou *trichinose*. — La trichine est un ver long et menu et très-petit qui ne peut se voir qu'à l'aide d'un bon microscope, et qui existe par milliers dans la viande de certains porcs. — Quand on mange cette viande crue, comme c'est l'usage en Allemagne et dans le Nord, on est exposé à prendre ces vers qui se multiplient très-rapidement dans des proportions effrayantes et passent dans le sang, dans les chairs, partout enfin. — Cette multitude innombrable de vers, qui se développent dans le corps de l'homme, amène la mort en quelques jours. — On a vu des familles entières qui s'étaient nourries avec de la chair crue de cochons, atteints de la trichine, mourir en quelques jours. — Mais quand cette viande est cuite, il n'y a rien à craindre, car la cuisson tue les vers. — Il n'y a pas de remède contre cette maladie. — Si j'en ai parlé, c'est pour montrer les dangers qu'il peut y avoir à manger de la viande de porc crue.

CHAPITRE IV.

De la Rage du Chien.

Parmi les maladies les plus redoutables, il faut citer la *rage du chien.* — Cette maladie se communique à l'homme, qui peut alors mourir dans d'horribles souffrances. — Le meilleur moyen pour se préserver de cette maladie, c'est de bien en connaître les caractères. — Souvent, en effet, on est mordu par des chiens enragés, parce qu'on ne se méfie pas assez d'eux. — Ainsi on croit généralement que le chien enragé ne boit pas; c'est une erreur; quelquefois même il boit avec plus d'avidité que dans l'état ordinaire. Mais voici une autre erreur non moins accréditée que la précédente : l'idée de rage chez le chien porte à penser qu'il s'agit d'une maladie qui se caractérise *nécessairement* pas des accès de fureur, des envies de mordre. Cependant, au début de la maladie il n'en est pas ainsi; ce n'est que plus tard, lorsque la rage est confirmée, que surviennent les accès de fureur.

A la période initiale le chien enragé continue à manger et à boire; seulement il paraît triste, cherche à fuir ses maîtres, mais ne montre aucune disposition à mordre. Si on l'appelle, il obéit encore, mais comme à regret. Crispé sur lui-même, il tient sa tête cachée profondément entre sa poitrine et ses pattes de devant. — Bientôt il devient inquiet, cherche une nouvelle place pour se reposer, et ne tarde pas à la quitter pour en chercher une autre. — Mais, chose singulière et bien digne de remarque, le chien enragé, même à une période avancée de la maladie, a pour ses maîtres le même attachement, la même affection; parfois il se montre plus doux, plus caressant. Aussi se fait-on facilement illusion sur son état. Illusion bien redoutable, et qui dejà a coûté la vie à plus d'un ! C'est qu'en effet ce chien, dont on ne se méfie pas, peut, sous l'influence de la plus légère contrariété, de la plus petite correction, faire une morsure fatale. — Au fur à mesure que la maladie progresse, se remarquent de nouveaux symptômes consistant dans des mouvements étranges. Tantôt, en effet, l'animal se tient attentif, comme aux aguets, puis tout-à-coup se lance et mord dans l'air, comme fait, dans l'état de santé, le chien qui veut attraper une mouche au vol. D'autres fois il se lance furieux et hurlant contre un mur, comme s'il avait entendu de l'autre côté des bruits menaçants. Mais ces symptômes sont très-fugaces, et la voix du maître suffit pour les faire disparaître.

Plus tard, le chien enragé refuse ses aliments, il leur préfère des substances tout-à-fait inalibiles et étrangères à l'alimentation, comme de la paille, du foin, de la laine, des poils, des feuilles, etc. — Une bave abondante, écumeuse, n'est pas toujours un signe de rage ; c'est donc une erreur de conclure de l'absence de ce symptôme que la rage n'existe pas.

L'aboiement du chien enragé est rauque, cassé, il diffère tout-à-fait de celui du chien bien portant.

Ce n'est pas tout, le chien atteint de la rage est *muet* sous la douleur. Qu'on le frappe, même violemment, qu'on lui fasse endurer les plus vives souffrances, il ne fait entendre aucune plainte.

Autre particularité. Le chien s'échappe de la maison de ses maîtres. On dirait qu'il a comme la conscience du mal qu'il peut faire, et que, pour éviter d'être nuisible, il fuit ceux auxquels il était attaché. Parfois il disparaît tout-à-fait, mais d'autres fois, après avoir erré deux ou trois jours, il revient couvert de boue et de sang.

Tels sont les signes de la rage à sa première période. —Plus tard, le chien enragé mord tout ce qui se trouve à sa portée, hommes et bêtes ; il ne mange plus et il meurt du quatrième au sixième jour.

On a attribué la rage à bien des causes ; mais, en réalité, on en connaît qu'une seule : la morsure par un chien enragé. — Après la morsure, la rage ne se développe pas toujours ; quand elle se déclare, c'est en moyenne du trente-cinquième au quarante-cinquième jour. Néanmoins je l'ai vue se déclarer après deux et trois mois. — Il faut donc se méfier pendant longtemps d'un chien qui a été mordu. — Le mieux est certainement de le faire abattre, car il n'y a pas de remèdes pour empêcher le développement de la rage. — Bien des gens mordus par des chiens enragés avalent des breuvages plus ou moins mauvais, et mangent des omelettes plus ou moins indigestes dans le but d'empêcher la rage de se déclarer. — Je ne veux pas combattre ces croyances, à la condition qu'on ne négligera pas les précautions suivantes : — Dès qu'on est mordu par un chien enragé, il faut immédiatement, si la chose est possible, sucer la morsure et la laver à grande eau. Pendant ce temps, on fait chauffer un morceau de fer jusqu'au rouge, et sans aucune hésitation, on brûle la plaie. De tous les moyens, celui-ci est le meilleur; j'affirme que quand on brûle une morsure de chien enragé, dès qu'elle vient d'être faite, on peut être tout-à-fait tranquille, car on ne prendra pas la rage. — A défaut de fer rouge, on peut se servir d'alcali (ammoniaque), ou bien de la *pierre infernale* (nitrate d'argent), du beurre d'antimoine (chlorure d'antimoine), de l'eau forte (acide azotique); mais tous ces moyens ne valent pas le fer rouge, auquel il faut toujours donner la préférence

CHAPITRE V.

Des maladies du Lapin.

Le lapin peut être atteint de diverses maladies qui nuisent à son élevage et occasionnent des pertes aux propriétaires.

Ce sont surtout les lapins qui sont logés dans des clapiers infects sans air et sans lumière, qui sont le plus souvent atteints de maladies. — Si l'on veut que le lapin s'engraisse bien et profite en peu de temps, ce qui est dans sa nature, il faut le tenir proprement. — Il est d'observation que les lapins bien tenus donnent une chair de meilleure qualité que ceux qui sont élevés par des propriétaires négligents. — Quand les lapins mangent des herbes marécageuses, ou bien quand ils habitent des clapiers très-humides, ils prennent souvent *gros ventre* et meurent. — Pour corriger les effets défavorables de la nourriture et du logement, on mêle à la nourriture des lapins des feuilles de saule et des pelures d'osier.

La gale et la teigne affligent aussi les lapins. Ces maladies se montrent en dedans des oreilles, au bout du nez, sur les pattes ; elles consistent dans des croûtes grisâtres ou jaunâtres, quelquefois très-épaisses, et dans lesquelles sont logés des milliers d'animalcules. — La gale du lapin le porte à se gratter continuellement, et, quoiqu'il ne perde pas tout-à-fait l'appétit, il dépérit en peu de temps. — Comme la maladie se communique très-facilement aux autres lapins, le mieux est de tuer le lapin galeux le plus tôt possible. — Sa chair est bonne à manger.

Les très-jeunes lapereaux ont souvent mal aux yeux, ce qui est dû à l'action irritante du fumier qu'on laisse s'accumuler dans les clapiers. — Il est bien aisé de prévenir ce mal ; il suffit de nettoyer les loges.

L'excès de nourriture produit parfois chez les lapereaux sevrés un mal particulier qu'on nomme *enflure du ventre*, et qui n'est autre chose qu'une indigestion due à la grande voracité des lapereaux qui profitent avec rapidité. — Pour guérir cette indigestion, il faut d'abord faire jeûner les animaux, puis les placer au soleil ou devant le feu, et on leur présente quelques tiges de *menthe poivrée* qu'ils dévorent avec avidité. — Ce remède produit bien vite la guérison.

CHAPITRE VI.

Du choléra des Poules.

On voit parfois sous l'influence de causes qu'il reste à déterminer, toutes les poules d'une basse-cour tomber malades et mourir rapidement. — Elles sont d'abord tristes, nonchalantes, les ailes sont *tombantes ;* elles ne grattent plus la terre ou le fumier pour y chercher leur nourriture, car elles ont perdu l'appétit. — Si on ouvre le bec, on le trouve rempli d'une humeur gluante. — Bientôt la crête devient noire. — Si on écarte les plumes pour examiner la peau, on observe quelquefois qu'elle a pris une coloration bleuâtre ou noirâtre. — Les poules ne tardent pas à être prises d'une diarrhée grisâtre, qui sent mauvais; parfois, les excréments sont teintés de sang. — Durant certaines épidémies, le choléra tue les poules en quelques minutes; on voit même, dans certains cas, des poules qui s'arrêtent brusquement, s'affaissent comme étourdies par un coup de sang et meurent. — On a prouvé qu'on pouvait sans aucun danger faire usage de la chair des poules qui meurent de cette maladie.

Le choléra des poules résiste à tous les remèdes; je n'en connais pas qui le guérissent. — Peut-être arrivera-t-on un jour à en trouver un. — C'est bien à désirer, car c'est une maladie très-meurtrière qui fait périr toutes les volailles d'une basse-cour. — Ce qu'il y a de mieux à faire quand le choléra se déclare, c'est de tenir très-proprement les basses-cours et les poulaillers; de bien les aérer et de faciliter le renouvellement de l'air; de changer l'eau qui sert de boisson; de remplacer le grain par des salades et par du son humecté; de conduire les poules, si cela est possible, dans des prairies ou dans les vergers qui entourent le jardin.

Remarquez bien que la nourriture avec les herbes vertes est le seul moyen qui puisse diminuer les progrès du mal et produire un peu d'amélioration dans l'état des animaux.

Je veux pourtant, — pour ne rien oublier, dire un mot d'un remède qu'on a recommandé il y a quelque temps contre la *maladie* des poules. — C'est le suivant :

Prenez *trois* têtes d'ail, écrasez-les bien dans un mortier et ajoutez un verre à boire de bon vinaigre (blanc ou rouge, peu importe); puis mêlez avec un litre d'eau. — On place ce breuvage dans des vases appropriés partout où vont boire les poules.

On peut bien essayer ce remède, mais il ne faut pas trop compter sur son efficacité.

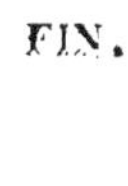

FIN.

TABLE DES MATIÈRES

CHAPITRE I.

PRINCIPALES MALADIES DU CHEVAL, DE L'ANE ET DU MULET

Des coliques. . . . .

De la gourme. . . . .

De la morve et du farcin . . . .

De la gale 9

Des feux ou démangeaisons 12

Des blessures par le collier 13

Blessures des genoux et coups de pied 14

CHAPITRE II.

QUELQUES MALADIES DU BOEUF, DE LA VACHE ET DU MOUTON

Indigestion ou météorisation. 16

Fièvre aphteuse, dite *cocotte* ou *surlangue* 18

Inflammation des mamelles ou du pis. 19

Cachexie aqueuse ou pourriture du mouton. 20

Piétin du mouton ou mal de pieds 21

Gale du mouton. 22

CHAPITRE III.

DE CERTAINES MALADIES DU PORC.

De l'angine ou esquinancie 23

Du charbon. 24

De la ladrerie ou maladie qui fait dire que les cochons sont grenés. 25

De la trichine 26

CHAPITRE IV.

DE LA RAGE DU CHIEN. 27

CHAPITRE V.

DES MALADIES DU LAPIN. 29

CHAPITRE VI.

DU CHOLÉRA DES POULES 31

Imp. JEVAIN & BOURGEON, rue Mercière, 92, Lyon.

www.ingramcontent.com/pod-product-compliance
Ingram Content Group UK Ltd.
Pitfield, Milton Keynes, MK11 3LW, UK
UKHW020219180726
13838UKWH00005B/2095